AF466603

PUBLICATIONS DU *PROGRÈS MÉDICAL*

TRAITEMENT CHIRURGICAL DE LA PLEURÉSIE PURULENTE PAR LA PLEUROTOMIE ANTISEPTIQUE SANS LAVAGES

PAR

Le Dr Maurice PÉRAIRE
Ancien interne des hôpitaux de Paris.

PARIS

AUX BUREAUX DU PROGRÈS MÉDICAL
14, rue des Carmes, 14.

E. LECROSNIER et BABÉ
ÉDITEURS
Place de l'École-de-Médecine.

1891

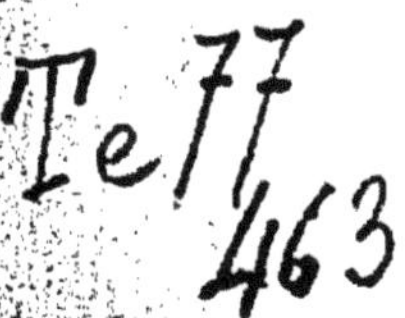

TRAITEMENT CHIRURGICAL

DE LA

PLEURÉSIE PURULENTE

PAR LA

PLEUROTOMIE ANTISEPTIQUE

SANS LAVAGES

Des communications récentes faites à la *Société médicale des Hôpitaux* par nos excellents maîtres, MM. Chantemesse et Netter, et par MM. Vaillard et Duponchel ont bien mis en relief l'importance des examens bactériologiques dans les cas de pleurésies purulentes. A la suite des discussions qui eurent cette question pour objet, il fut établi que les pleurésies à pneumocoques étaient plus favorables que celles à streptocoques.

Il est cependant des cas où le pneumocoque peut être doué d'une grande virulence. Ainsi, dernièrement, nous avons eu à donner des soins à un jeune homme de 14 ans qui fut atteint d'une pleurésie purulente particulièrement grave, consécutive à une pneumonie.

L'examen bactériologique du liquide purulent pleural dénota la présence de pneumocoques. Le jeune homme fut guéri après une pleurotomie antiseptique, pratiquée sans lavages. Nous croyons intéressant de publier son observation, en insistant surtout sur cette forme infectieuse de pleurésie purulente pneumococcique, sur les indications du traitement chirurgical, le manuel opératoire et le mode de guérison en pareil cas. Cette question nous paraît être en ce moment à l'ordre du jour.

OBS. — *Pneumonie. Pleurésie purulente à Pneumocoques et à Staphylocoques. Pleurotomie antiseptique sans lavages. — Guérison.*

M. Ch... G., 14 ans, sans profession, rue de la Chaussée-d'Antin, est né de parents bien portants. Toux fréquente jusqu'à 7 ans. Fièvre muqueuse à l'âge de 6 ans, durée 3 semaines; scarlatine à l'âge de 11 ans, pas de complications, si ce n'est bronchite légère consécutive. En 1889, rougeole guérie sans accidents; influenza, le 15 décembre 1889, terminée en quelques jours; zona sur le thorax à droite, en janvier 1890.

Le 8 février, le malade eut un rhume ordinaire; puis fluxion de poitrine le 16 février; accès de fièvre, vomissements, agitation, douleur dans le côté gauche très violente. M. le Dr Roques, consulté, fit appliquer un large vésicatoire sur le point douloureux, et ordonna différentes potions. Les crachats étaient rouillés. Le 19 février, le Dr Rigal, appelé en consultation, fit mettre des ventouses scarifiées au niveau et au-dessus des points vésiqués. Même traitement le 21 février. Le 27 février, un peu de liquide constaté dans la plèvre gauche (Pleuro-pneumonie). Jusqu'au 2 mars, même état. Le 4 mars, augmentation du liquide pleural brusque, en même temps déplacement du cœur; la pointe bat sous l'aisselle droite. Etat dyspnéique; fièvre persistante. Le 5 mars, ponction aspiratrice. On enlève trois litres d'un liquide purulent, verdâtre, sans odeur. Le liquide, examiné au point de vue bactériologique par M. Aviragnet, interne à l'hôpital Tenon, contient des pneumocoques en grande quantité et des staphylocoques.

Le soir de la ponction, fièvre diminuée. Appétit encore bon. Le 7 mars 2e ponction, on enlève un litre 1/4 du même liquide. Fièvre diminuée. Le 8 mars, même état. Le 9 mars au matin, T = 36°,9; soir, 38°,1. Le 10 au matin, T = 37°,2; soir, 38°,6. Le 11, T = 37°,5. Dans l'après-midi, douleurs précordiales violentes. Le cœur a subi de nouveau un notable déplacement. Le soir, T = 39°,4. Le 12 au matin, même état. Ponction. Liquide purulent, 500 grammes de pus. On suppose un cloisonnement des plèvres, différentes loges et on fait un lavage de la plèvre avec une solution de chlorure de zinc à 10 0/0. Les 500 gr. de chlorure de zinc introduits ne ressortent pas. T = 38°,4 1/2 au matin. Le soir, T = 39,8. Douleurs du côté ponctionné très intenses. Le 13, T = 38°,3 1/2. Soir 38°,7, même état. Anorexie absolue. Soif vive. Le 14, T = 37°,9. Soir, 38°,1 ; même état. Le 15, T 37°6 1/2. Soir, 38°,8. Le malade a un facies terreux. Amaigrissement prononcé. Dégoût de toute nourriture. Constipation. Pas de frissons.

Le 16 mars, à 4 heures de l'après-midi, le malade est anesthésié par le Dr Péraire. Quantité de chloroforme 12 grammes. Durée de l'opération : 50 minutes. Très peu d'excitation. Pas de vomissements. Respiration très régulière sous le chloroforme.

M. le Dr Terrier, en présence des Drs Rigal et Roques, pratique une ponction aspiratrice dans le 5e espace intercostal, enlève un litre de liquide purulent, puis, se servant du trocart aspirateur comme conducteur, fait une incision de 10 centimètres comprenant la peau et le tissu cellulaire : la plèvre est ouverte sur une longueur de 4 centimètres 1/2. Le liquide purulent est épais, inodore. Toutes les précautions habituelles à la méthode antiseptique sont rigoureusement observées.

Un gros drain d'une longueur de 10 centimètres 1/2 sur un diamètre de 1/2 centimètre est placé en permanence dans la cavité pleurale et maintenu en place au moyen d'un fil de soie phéniqué suturé à la paroi costale. Les téguments sont fermés au moyen de trois sutures au fil de soie. *Pas de lavage pleural.* Pansement à la poudre de salol, à la gaze et à la ouate au salol. Bandage de corps en flanelle.

Le soir, plus de fièvre, quelques nausées et un peu d'agitation dues au chloroforme.

Le lendemain, le pansement est renouvelé ; le drain est fixé au moyen d'une épingle anglaise. Pas de fièvre.

Les jours suivants, le malade est pansé de la même façon. Le drain fonctionnant bien est toujours laissé en *place sans lavage.* Un seul jour, le 30 mars, le malade a eu un mouvement fébrile 38°,9, occasionné par l'obstruction du drain par la poudre de salol et une fausse membrane. Le drain est alors lavé au sublimé et à l'acide phénique, puis remis en place.

La poudre de salol est placée entre deux épaisseurs de gaze salolisée. Le 1er avril, le tube est diminué d'un centimètre 1/2. Peu d'appétit. On ordonne au malade de respirer de l'oxygène en ballon. Les pansements renouvelés tous les jours sont absolument sans odeur. Le 8 avril on permet au malade de se lever quelques heures tous les jours. Le 12 avril, le drain est remplacé par un autre de diamètre plus petit et d'une longueur de 10 centimètres. L'écoulement est de moins en moins purulent. Les jours suivants, même état. Le malade a bon apétit : son facies est meilleur. Apyrexie. Le 17 avril, l'écoulement est absolument séreux. Diminution très notable. Deux cuillerées à bouche de liquide par jour en moyenne. A partir du 19 avril, le pansement est refait tous les deux jours. A partir du 23, tous les trois jours. Le malade a engraissé. Visage coloré. Forces notablement revenues. Le 26 avril on remet un drain de diamètre plus petit et d'une longueur de 15 centimètres. Même pansement. Le 29 avril, même pansement. Le 2 mai, idem. Le 6 mai, drain changé, remplacé par un autre d'un diamètre plus petit, presque capillaire, d'une longueur de 16 centimètres. Aucun écoulement à la suite de son introduction. Le 10 mai, le drain est sorti complètement. La fistule est recouverte d'un bourgeon charnu l'oblitérant. Suintement séreux insignifiant sur la gaze. On ne remet qu'un pansement sec. Plus de drain.

Nous avons revu en juillet et août 1890 et en janvier 1891 notre malade. La guérison s'était maintenue parfaite et le malade, engraissé considérablement, avait pu voyager et se livrer pendant les vacances à des exercices de marche forcée souvent répétés.

Nous avons recherché s'il existait beaucoup d'observations ayant de l'analogie avec la nôtre. Nous n'en avons trouvé qu'un nombre assez restreint.

Dans la majorité des cas, l'examen bactériologique n'est pas fait. On essaie tous les moyens médicaux ; on pratique ponctions sur ponctions, on lave la cavité pleurale au moyen de sondes ou de siphons, soit une fois, soit plusieurs, moyens douloureux pour le patient, fastidieux pour le médecin, et qui ne sont que de l'expectation déguisée. On est étonné de voir s'éterniser ainsi une affection qui, traitée logiquement, c'est-à-dire comme un abcès, doit guérir d'une façon très rapide.

On perd un temps précieux pendant que les phénomènes de résorption persistent et que la compression du poumon augmente.

Le temps n'est pas bien loin encore où la pleurotomie, considérée comme une opération redoutable et presque toujours mortelle, était reléguée au nombre de ces opérations tardives, dans lesquelles le chirurgien, la main forcée par l'imminence des accidents, n'avait plus confiance ni dans son malade, ni dans son intervention.

Dans son *Traité de l'Empyème* (1888, page 230 et autres), M. le Dr Bouveret cite une statistique de treize observations de pleurotomie antiseptique sans aucun lavage de la plèvre. Tous les malades ont obtenu une guérison complète, sans persistance aucune d'un trajet fistuleux. Nous ne voulons pas citer toutes ces observations. L'énumération en serait trop longue ; nous nous bornons à renvoyer à l'excellent ouvrage de M. Bouveret.

Dans l'une des observations (Obs. 22, p. 230), due à M. Ewart et qui parait être le premier fait de pleurotomie antiseptique, onze jours seulement suffisent pour obtenir la cicatrisation d'un vaste épanchement purulent qui datait de trois mois chez un homme de 30 ans. — Dans l'observation 23, due à Smilair, il s'agit d'une jeune fille de 11 ans. Deux mois et 12 jours suffisent à la guérison après la pleurotomie.— Dans l'observation 27 de M. Skeritt (p. 233), l'empyème est compliqué d'une fistule pleuro-bronchique, et le pus, mélangé de grumeaux, présente une extrême fétidité. La vomique pleurale cesse dès les premiers jours de l'opération, et la guérison est complète 19 jours après la pleurotomie.— Dans l'observation 29 de M. D. Mollière (p. 234), la plèvre n'est point lavée et les pansements sont peu fréquents. L'écoulement purulent est presque nul au 18e jour ; il cesse le 26e et la guérison est parfaite un mois après l'opération. — Dans l'observation 30, publiée par M. S. Smith, les sécrétions, très abondantes pendant les deux premiers jours, diminuent notablement dès le troisième et, vers le cinquième, le pus est remplacé par de la sérosité. L'expansion du poumon est remarquablement rapide ; dès le vingt-quatrième jour, le poumon arrive au contact de la paroi thoracique et chasse le tube à drainage.

Aux cas rapportés dans le volume de M. Bouveret, nous croyons devoir ajouter les suivants :

Dans le numéro du 1er janvier 1884, de l'*Alger médical*, M. le Dr Caussidon a rapporté l'observation d'un jeune enfant de 4 ans, guéri en soixante jours, sans lavage de la plèvre. — M. J. Lucas-Championnière a eu un succès au bout de six semaines de traitement. Le cas est cité dans les *Bulletins et Mémoires de la Société de Chirurgie* (année 1884, p. 69). Il s'agissait d'un malade chez lequel en pratiquant l'empyème il réséqua un fragment de côte de 6 centimètres. Plus d'un litre de pus s'écoula très épais ; le chirurgien ne fit aucun lavage de la cavité pleurale. — M. Bouilly a lu à la *Société de Chirurgie* (séance du 21 juillet 1886) un cas de pleurotomie, guéri de la même façon. — M. Du Cazal a obtenu en quarante jours la guérison d'un malade auquel il avait pratiqué la pleurotomie antiseptique, sans injections dans la plèvre, pour un cas de pleurésie purulente (*Bulletins et Mémoires de la Société médicale des hôpitaux*; séance du 26 juillet 1889, p. 373). — M. Bucquoy (*Société médicale des hôpitaux*, séance du 6 juin 1890) a relaté quatre cas de pleurésies purulentes particulièrement graves dont la guérison par la pleurotomie sans injections pleurales, a été rapide et complète. A peine deux mois chez le premier malade, moins d'un mois chez le second, six semaines chez le troisième, et un mois chez le quatrième. Les trois premières observations étaient des pleurésies métapneumoniques ; la quatrième était une pleurésie purulente à streptocoques d'une nature particulièrement grave, ainsi que l'ont prouvé les phénomènes infectieux de tout genre qui l'ont accompagnée (diphtérie de la plaie, otite suppurée, muguet, etc.). — Dans le *Bulletin médical* (24 décembre 1890, n° 102, p. 1,149) nous trouvons une observation d'empyème double guéri après incision et drainage. — Nous citons encore le cas présenté par MM. Coupland et Gould à la *Clinical Society de Londres* :

Il s'agit d'une enfant de sept ans, entrée à Middlesex Hospital, le 28 avril 1889. La malade était souffrante depuis novembre 1883 ; elle avait présenté tous les signes d'une pneumonie double, et ce n'est qu'au mois de décembre que la présence d'un liquide purulent dans les plèvres avait été notée. Pendant quatre mois on fit une série de ponctions qui ramenaient toujours une certaine quantité de liquide purulent. Les épanchements persistaient néanmoins des deux côtés, et quand l'enfant entra à l'hôpital, elle était très amaigrie, profondément anémiée. Il y avait une matité des deux côtés du thorax, s'élevant à gauche jusqu'à l'épine de l'omoplate, à droite jusqu'à l'angle de l'omoplate. La respiration était faible, éloignée dans toute la zone de matité ; elle était bronchique au niveau de l'angle de l'omoplate. La pointe du cœur était à sa place normale. La température oscillait entre 37° et 38°5. Le 27 mai, M. Gould fit une incision sur le côté droit de la poitrine et après avoir réséqué une partie de la 8e côte, il draina la cavité pleurale ; il s'en écoula une petite quantité d'un liquide fétide. Huit jours plus tard, la même opération fut faite du côté gauche. L'enfant fut très améliorée après cette double opération ; il guérit même assez rapidement et put quitter l'hôpital au commencement du mois d'août. Elle est aujourd'hui en excellente santé. Il ne reste rien de son ancienne maladie qu'une cicatrice de chaque côté du thorax.

Donc, dans tous les cas de pleurésie purulente, lorsque les signes stéthoscopiques, la marche de la température, l'état général du malade, ont fait faire le diagnostic, et qu'une ponction aspiratrice a levé tous les doutes, il faut intervenir hâtivement : il faut faire la pleurotomie largement. Il faut appliquer le vieux précepte : *Ubi pus, ibi evacua.* C'est le seul procédé pour obtenir la guérison rapide. Tous les moyens médicaux sont inefficaces ; par eux, on n'arrive jamais à tarir l'épanchement. Par l'expectation, on voit se produire lentement, progressivement l'ulcération des parties molles d'un espace intercostal. D'où fistule persistante. Ou bien le liquide suit la voie bronchique. Une ulcération du tissu pulmonaire se fait et une vomique en est la conséquence. Ces deux modes de terminaison sont des plus défavorables. Nous ne parlons que pour mémoire des faits dans lesquels le pus vient fuser le long de la colonne vertébrale et se faire une route jusque dans le petit bassin, la région fessière, etc. Le malade abandonné à lui-même est exposé à tous les accidents de septicémie, de résorption purulente. Ajoutons à cela la syncope subite pouvant amener brusquement la mort par déplacement considérable du cœur.

Ceci dit, lorsqu'on est décidé à intervenir chirurgicalement, que doit-on faire pour éviter des accidents au malade ?

Il faut observer rigoureusement les précautions antiseptiques avant, pendant et après l'opération. L'antisepsie assure l'innocuité des manœuvres.

Avant l'opération, la paroi thoracique devra être rasée, s'il y a lieu, puis savonnée et lavée avec la solution de sublimé à 1/1.000. Puis des compresses stérilisées à l'autoclave et trempées dans une solution phéniquée chaude seront placées autour et aux environs du champ opératoire.

Une fois l'espace intercostal, sur lequel doit porter le

bistouri reconnu, on incise au bistouri couches par couches les téguments.

Un bon procédé (celui dont notre maître, M. le Dr Terrier, s'est servi pour notre petit malade) est de vider d'abord la plèvre au moyen de l'aspirateur Potain ou Dieulafoy, dès que le malade est endormi, puis d'user de l'aiguille aspiratrice ou du trocart en place dans la plèvre comme guide, semblable à une sonde cannelée placée dans un trajet fistuleux et d'inciser l'espace intercostal en avant et en arrière de l'aiguille ou du trocart aspirateur.

Bien entendu, comme pour toutes les opérations, tous les instruments doivent être soit bouillis, soit stérilisés à l'avance à l'étuve, soit flambés.

Il ne faut pas craindre d'anesthésier, au moyen du chloroforme, le malade auquel on pratique la pleurotomie. Eu égard à la gêne respiratoire résultant de l'épanchement, on a longtemps redouté cet agent anesthésique. Mais il nous paraît sans danger, si l'on sait s'en servir. Cette anesthésie doit être pratiquée à doses faibles et continues, suivant le procédé que nous avons exposé dans la *Revue de Chirurgie* de 1888, procédé sur lequel notre ami, M. Marcel Baudouin, s'est longuement étendu dans une très intéressante revue parue dans la *Gazette des Hôpitaux* (7 et 14 juin 1890). Elle ne sera pas plus dangereuse dans ce cas que dans toute autre opération, si l'on surveille attentivement le malade, si surtout on l'écoute continuellement respirer.

Le premier pansement doit être enlevé au bout de vingt-quatre heures au plus tard ; le second au bout de deux jours. Mais si le pansement était traversé par le pus, il faudrait le refaire chaque jour, puis arriver à le renouveler le moins souvent possible. Donc la fréquence ou la rareté du pansement devront être subordonnées à l'abondance du pus.

Il faudra s'assurer chaque fois que l'écoulement de la sécrétion purulente se fait facilement ; et pour cela retirer le drain et le laver avec soin d'abord dans la solution phéniquée forte, puis dans le sublimé à 1/1.000.

La sortie constante et continue des liquides est le plus sûr moyen de réussite dans la pleurotomie.

L'examen de la courbe thermométrique est une sûre garantie du bon fonctionnement du drain. Il faut prendre autant de souci des pansements ultérieurs que de celui pratiqué le jour de l'opération. Et pour cela il faut s'assurer de la propreté exquise, de la pureté de ses mains. Il faut ne se servir que d'instruments flambés et trempés ensuite dans la solution phéniquée forte pour saisir le drain, pour couper les pièces de pansement, gaze, tarlatane, etc.

Il faut stériliser aussi complètement les cuvettes servant à contenir les solutions désinfectantes et les tampons destinés à l'essuyage du pourtour de la plaie.

Il faut être certain absolument de la propreté des aides que l'on emploie, sinon faire tout par soi-même.

Après avoir mis en place la tarlatane et l'ouate salolées ainsi que l'ouate hydrophile, il faut compléter le pansement par un bandage de corps en flanelle lavé préalablement dans la liqueur de van Swieten ou la solution de chlorure de zinc à 1/100.

Il n'est pas difficile, comme on l'a prétendu, l'ouverture une fois faite, de conserver dans la cavité pleurale le drain nécessaire à l'écoulement du pus. Il suffit de le mettre au début suffisamment gros, de le fixer aux téguments par un crin de Florence ou un fil de soie ; puis, s'il est utile de l'enlever pour le déboucher et le nettoyer, on peut le fixer par une longue épingle anglaise.

Un drain trop long peut gêner l'expansion pulmonaire.

Il faut retirer le drain graduellement et obtenir, par ce moyen, la cicatrisation du trajet des parties profondes vers les parties superficielles. Ou bien, on peut le remplacer par d'autres de plus en plus petits, au fur et à mesure que l'écoulement purulent diminue. Beaucoup de chirurgiens et de médecins sont partisans des irrigations pleurales. Telle n'est pas notre opinion. En effet, on n'est jamais sûr de l'asepsie complète du liquide employé pour faire ces lavages, ni des appareils destinés à injecter le liquide. Lister et ses élèves se sont élevés contre la pleurotomie avec lavages. Guinard, dans sa thèse (1884, p. 23), dit que, dans les cas simples, on pourrait se passer de toute injection. M. Blachez a cité plusieurs cas de guérison avec pleurotomie sans lavages dans des cas de pleurésie (*Gazette hebdom. de méd. et de chirurgie*, 8 octobre 1886, p. 664 et 665).

Le Pr Debove avait préconisé autrefois la pleurotomie avec un seul lavage pratiqué avec une solution désinfectante.

On comprendrait lorsqu'on est décidé à faire des lavages de les renouveler tous les jours, et même plusieurs fois par jour. Mais à quoi peut bien servir une seule irrigation, qui ne fait qu'un nettoyage relatif de la cavité pleurale, qu'une toilette insuffisante, incomplète ?

Nos maîtres, MM. les Drs Terrier et Quénu, ne font jamais d'irrigations dans la cavité abdominale après leurs grandes opérations de salpingites, de kystes ovariens, de néphrectomies, etc. Jamais non plus d'irrigations intra-utérines. M. Terrier nous a dit qu'il n'a jamais fait de lavages dans toutes les pleurotomies qu'il a pratiquées. Il se déclare l'adversaire convaincu de ces irrigations.

Même lorsque le liquide injecté ressort propre, le lavage est incomplet. Nous avons pu vérifier plusieurs fois cette assertion. Ainsi, nous trouvant en face de plusieurs pleurésies purulentes traitées par la pleurotomie, lorsque nous avions vu ressortir le liquide injecté parfaitement limpide, il nous est arrivé souvent d'aspirer, au moyen du trocart aspirateur et d'une sonde fixée à l'extrémité du trocart, le fond des culs-de-sac pleuraux. Et toujours nous avons recueilli du liquide parfaitement louche, parfaitement purulent. Cette expérience a été souvent aussi renouvelée par notre ami, M. Raymond, interne de M. le Dr Terrier. Il est arrivé aux mêmes conclusions que nous. Donc le lavage n'est qu'illusoire et ne donne qu'une sécurité absolument relative. Mlle Krafft (th. de Paris, 1884) cite un certain nombre d'observations de pleurotomie avec lavages de la plèvre. Or, après chaque lavage, on note une augmentation de température.

Les lavages ne peuvent avoir leur raison d'être que quand on a affaire à un écoulement absolument *putride*, quand une pleurésie purulente s'est déclarée consécutivement à une gangrène pulmonaire. Dans ce cas, on cherche à combattre, par tous les moyens possibles, l'odeur nauséeuse que répand le foyer purulent et l'injection est surtout désinfectante. Pour faire l'injection, il ne faudrait ni seringue, ni irrigateur, dont le jet aurait une force trop considérable ; un entonnoir de verre, muni d'un tube en caoutchouc, terminé par une canule en verre, devrait être préféré à tout autre appareil. Mais il ne nous parait pas impossible, même si l'odeur du liquide pleural est putride, d'obtenir l'antisepsie de la cavité purulente par la simple application de pansements rigoureusement antiseptiques et par des vaporisations de liquides désinfectants dans la chambre du malade.

Et puis, les lavages pleuraux ne sont pas sans danger. Nous avons noté l'*augmentation de température*, survenant après chaque lavage. Ce ne sont pas les seuls accidents. Ainsi, M. le Dr Auboin (*Epilepsie et hémiplégie pleurétique*, thèse 1878) a donné une description remarquable des accidents qui peuvent survenir à la suite des lavages répétés de la cavité pleurale :

« Chaque jour on fait dans la cavité pleurale une ou plusieurs injections d'eau tiède, tantôt alcoolisée, tantôt phéniquée ; le malade supporte ces lavages sans inconvénient. Un mois, six semaines se passent, quelquefois davantage, et c'est même le cas le plus ordinaire. Tout à coup, sans que rien puisse faire prévoir le développement de pareils accidents, le malade qui est assis sur son lit et auquel on fait son lavage accoutumé, tombe à la renverse. Le visage est d'une pâleur mortelle, puis surviennent des convulsions, contractions toniques, contractures, véritable épilepsie pleurétique, à laquelle succède quelquefois l'hémiplégie. Malheureusement, dans certains cas, très graves, le malade peut ne pas reprendre connaissance ; à un accès en succède un autre, les contractures persistent et l'on a pu voir l'opistothonos. Sa respiration devient pressée, haletante, le pouls petit, fréquent ; au bout d'un temps qui varie de 18 à 15 heures, la mort vient terminer la scène. »

Puis, au chapitre pronostic et traitement, page 85, il conclut ainsi :

« Les malades qui sont victimes des accidents causés par les injections pleurales courent les plus grands dangers. Sur 9 cas, nous avons 4 morts, et l'état de ceux qui ont échappé à une terminaison funeste a inspiré les craintes les plus vives. »

Dans la thèse de M. Landouzy (th. agrégat., 1880, *des paralysies dans les maladies aiguës*), nous trouvons, à la page 106, une note de M. Maurice Raynaud, intitulée : *Des morts inopinées pendant ou après la thoracenthèse et des convulsions épileptiformes à la suite des injections pleurales :*

« Si voulez bien comparer entre eux ces deux faits malheureux, vous serez frappés de la remarquable similitude qu'ils présentent ; dans les deux cas, il s'agit de sujets jeunes, vigoureusement constitués, chez lesquels une pleurésie purulente d'emblée s'est développée dans le cours d'une pneumonie. Chez tous les deux, une première thoracentèse a été suivie d'une prompte reproduction de l'épanchement purulent. Chez tous les deux, l'ouverture permanente de la plèvre, par le drainage dans le 1er cas, par l'incision de l'espace intercostal dans le second, a été suivie d'une amélioration notable. Chez tous les deux, c'est au moment où l'on semble toucher à la guérison, c'est lorsque la cavité pleurale est déjà très rétrécie que cette effroyable complication vient tout remettre en question. Chez tous les deux, enfin, les convulsions éclatent inopinément au moment où l'on pousse une injection dans la plèvre, mais l'effet survit à la cause et les convulsions se reproduisent ensuite sans provocation.

« Ces deux faits s'éclairent donc l'un et l'autre et je me crois autorisé à penser que, dans les deux cas, il s'agit non pas d'une épilepsie vraie, sur laquelle le hasard m'aurait fait tomber, mais d'accidents épileptiformes dont l'injection du liquide dans la plèvre est bien dûment responsable. »

M. Landouzy, page 241, parlant de la pleurésie consécutive aux lavages, dit :

« Mais il est dans la marche de cette paralysie une particularité vraiment remarquable et sur laquelle il nous faut insister, car elle nous permettra plus tard d'exclure certaines théories émises pour expliquer la cause, ce sont les alternatives d'augmentation ou de diminution qu'elle peut présenter. C'est ainsi que chez le malade de Lépine on voit la paralysie se développer sous le coup d'une injection pleurale droite. Le liquide injecté est la teinture d'iode.

« Affaiblissement de la jambe et du bras droit. Les symptômes s'amendent. Deuxième injection iodée. La parésie devenue presque nulle prend une nouvelle intensité. C'est ce qu'on a pu observer aussi chez le petit malade de Bergeron. »

M. Landouzy, parlant encore de ces accidents, ajoute :

« On les a observés, le plus souvent, chez l'adulte, mais aussi chez l'enfant et les jeunes gens (observations Bergeron, Cayley). La nature du liquide injecté ne semble pas avoir d'influence sur l'apparition des accidents, mais l'influence que peuvent avoir la force de l'injection ou l'abondance du liquide est bien plus manifeste. Ces deux causes ont été invoquées par MM. J. Godhart, Cayley, Moutard-Martin. »

M. Bouveret (1) a pu réunir 15 cas d'attaques éclamptiques et de paralysie transitoire consécutives aux lavages pleuraux. L'âge ne paraît avoir grande influence sur la production de ces attaques. Deux cas de 5 à 10 ans ; 2 cas de 11 à 20 ; 5 cas de 21 à 30 ; 5 cas après 30 ans. Dix fois l'accident s'est produit pendant le premier mois du traitement consécutif, et cinq fois seule-

---

(1) *Loco citato*, p. 317 et autres.

ment au delà du premier mois. Le plus souvent l'empyème date déjà de plusieurs mois lorsque parait la complication nerveuse et la plèvre a pu subir de profondes modifications dues à la longue durée de la suppuration. En effet, l'empyème datait de six mois dans le cas de J. Simon, de 5 mois et demi dans celui de Brouardel, de trois mois dans les observations de Vallin, de von Dusch et de Walcher; de deux mois et demi chez le malade de Raynaud, de deux mois chez celui de Cayley; de 50 jours dans l'observation de Berbès et d'un mois chez un autre malade de Raynaud.

Dumontpallier, lui aussi, a observé pendant ces lavages des accidents épileptiformes :

« Sur 17 ou 18 cas d'empyème que j'ai pratiqués, j'ai observé trois fois dans les mêmes conditions cette crise épileptiforme; j'ai un quatrième malade chez lequel, bien qu'il n'y ait plus qu'un trajet fistuleux pleuro-cutané, j'amène des vertiges en poussant une injection un peu forte, et je ne doute pas que, si je voulais insister, j'irais jusqu'à déterminer une véritable attaque épileptiforme causée par la distension de la cavité pleurale (1). »

M. le Dr Saint-Philippe a observé pendant un lavage de la plèvre une crise d'épilepsie hémiplégique chez un malade auquel il avait pratiqué la pleurotomie antiseptique pour une pleurésie purulente.

Chez son malade qui n'était ni épileptique, ni albuminurique, ni syphilitique, il a pu affirmer que la crise observée se rattachait à de l'épilepsie jacksonnienne, après l'injection dans sa plèvre de 100 gr. d'une solution phéniquée faible. Début par de l'aura au membre supérieur gauche, puis convulsions localisées au côté droit de la face. Les uns et les autres de ces phénomènes avaient été précédés d'une demi-syncope avec cécité, et furent suivis d'hémiplégie (2).

---

(1) Société Médic. des Hôpitaux, 10 août 1883.
(2) *Journal de Médecine de Bordeaux*, 13 juin 1886, n° 46.

Au *Congrès de Chirurgie*, M. Le Fort a signalé un accident produit par l'injection dans la plèvre de 100 à 120 gr. de liquide.

Le malade supportait bien l'injection, mais tout à coup il se renversa sur son lit et perdit toute mobilité et toute sensibilité. Le malade revint à lui en conservant encore une paralysie du membre inférieur et un état mental tenant probablement à une apoplexie (1).

En février 1889, M. le Dr Rendu a vu survenir un cas de mort chez un malade auquel il faisait une injection d'eau boriquée dans la cavité pleurale, six mois après une pleurotomie (2).

Quelle est la physiologie pathologique de ces accidents? Dans sa communication à la Société médicale des hôpitaux de Paris, M. Raynaud a établi une étroite relation entre l'excitation de la plèvre par un lavage et l'explosion soudaine des accidents nerveux.

Il a supposé que cette excitation partie de la plèvre est conduite par l'un des nerfs centripètes du thorax, probablement le nerf phrénique, jusqu'aux centres bulbaires, et de là provoque par voie réflexe la constriction des vaisseaux encéphaliques. Quelle que soit la valeur de l'hypothèse, le fait qu'elle explique est aujourd'hui généralement accepté. Entre l'excitation de l'abcès pleural et l'attaque éclamptique, paralytique ou syncopale, il y a une relation évidente de cause à effet.

L'hypothèse de l'embolie a été soutenue par MM. Vallin, Walcher et plus récemment par M. von Dusch. Ces auteurs ont admis pour expliquer ces accidents que les veines du poumon comprimé sont plus ou moins obli-

(1) *Congrès français de Chirurgie*, séance du 14 mars 1888, *France médic.*, n° 46, 19 avril 1888, p. 557.

(2) L'observation du malade nous a été obligeamment communiquée par M. Magdelaine, interne provisoire des hôpitaux. Elle a fourni à M. le Dr Rendu le sujet d'une intéressante clinique.

térées par des concrétions sanguines. Au moment où se rétablit la circulation dans le poumon comprimé, des thrombus ou des détritus granuleux peuvent être détachés des veines pulmonaires et lancés dans la circulation du cerveau. Mais, jusqu'à présent, les résultats des autopsies plaident contre cette hypothèse. Nous inclinons donc plutôt vers celle de Maurice Raynaud, bien que nous comprenions mal qu'une séreuse qui subit impunément depuis plusieurs semaines le contact d'un liquide irritant présente tout d'un coup à un moment donné un tel degré d'excitabilité.

Les liquides injectés dans les plèvres peuvent produire des accidents d'intoxication. Ainsi, on a cité des intoxications produites par l'eau phéniquée et par le sublimé. Le sublimé, en particulier, qui tient le premier rang par son action germicide, est très toxique. Comme le dit Laveran (*Bulletin médical*, 25 mai 1890, p. 485): « Le médecin qui a introduit dans la plèvre d'un de ses malades une solution du sublimé, ne doit pas être très tranquille sur les suites de cette opération. » Et plus loin : « D'autre part le sublimé, qui n'est pas résorbé, s'unit à l'albumine du pus pour former un composé insoluble, de sorte que si l'action antiseptique du sublimé est énergique, elle est très passagère. »

Si l'on injecte du salol ou du naphtol, on se bute contre un autre inconvénient. Ces deux corps sont insolubles dans l'eau et dans le pus. Ils doivent se précipiter très vite et former un magma qui ne se dissout pas. Si l'on injecte de l'acide borique, l'effet microbicide est à peu près nul.

Enfin, quel que soit le liquide employé, on conçoit parfaitement que celui-ci, injecté dans la cavité pleurale, ne suffit pas à détruire les micro-organismes infiltrés dans les parois de l'abcès pleural et que ces micro-organismes se montrent de nouveau dans le pus, quand l'action de l'antiseptique s'est épuisée.

Ces accidents ne sont pas les seuls. En effet, la guérison de la pleurésie purulente doit être obtenue par l'adossement, par l'accolement intime des deux feuillets pleuraux. Or, en injectant des liquides dans la cavité pleurale, que fait-on, si ce n'est détruire cette réunion des feuillets qui est le but du traitement. On rompt, on déchire les adhérences qui se produisent entre la plèvre viscérale et la plèvre pariétale. On risque de faire saigner les fausses membranes et de créer des voies d'absorption aux microbes contenus dans le liquide pleural, et par suite un terrain de culture favorable à leur évolution.

Mais là ne sont pas les seuls inconvénients qui résultent des injections pleurales. Celles-ci sont souvent douloureuses. Elles irritent de plus en plus la plèvre qui suppure davantage, qui s'accroît en épaisseur. Par suite de cet épaississement l'expansion pulmonaire est considérablement gênée, et la guérison ne s'opère que très tardivement. Si cette guérison se produit, elle est entravée par des fistules intarissables, absolument comme ces abcès aigus qui se transforment en abcès chroniques : et l'individu porteur de ces fistules est exposé à l'érysipèle, aux irritations de la peau, aux complications aiguës du côté du poumon pouvant survenir par poussées successives, et végète avec une infirmité dégoûtante.

En résumé, la méthode antiseptique sans lavage présente les avantages suivants : 1° Elle évite les douleurs et l'augmentation de la fièvre chez les malades. 2° Elle permet au foyer de se rétrécir beaucoup plus sûrement et plus vite, car les injections tendent à détruire les produits plastiques formés dans la plèvre. D'un autre côté, la compression exercée par le pansement vient ajouter une chance de plus au prompt accolement des parois de la poche. 3° Elle évite les accidents de septicémie, en supprimant l'introduction journalière dans la cavité d'un air plus ou moins imprégné de germes malfaisants. 4° Elle met à l'abri des intoxications produites par les antiseptiques sous forme d'injections. 5° Elle supprime les chances de production de ces accès épileptiformes, toujours fort inquiétants, et souvent mortels, les accès d'éclampsie pleurétique occasionnés par les injections, les paralysies consécutives, et même la mort subite syncopale. 6° Enfin, la guérison est beaucoup plus prompte que par toutes les autres méthodes.

PARIS. — IMP. V. GOUPY ET JOURDAN, RUE DE RENNES, 71.

www.ingramcontent.com/pod-product-compliance
Ingram Content Group UK Ltd.
Pitfield, Milton Keynes, MK11 3LW, UK
UKHW020448220726
13923UKWH00005B/2402

9 782016 125496